Georgenes Medeiros

Saúde Mental e Internet:
6 Dicas para Você se Cuidar

Os Desafios da Era Digital

2

Edição
PORTUGUÊS

Saúde Mental e Internet:

6 Dicas para Você se Cuidar

Georgenes Medeiros -

Segunda Edição

Introdução:

Capítulo 1: Os Desafios da Era Digital

Capítulo 2: Reconhecendo os Sinais de Alerta

Capítulo 3: Estabelecendo Limites Saudáveis

Capítulo 4: Cultivando Relações Significativas

Capítulo 5: Praticando o Autocuidado Digital

Capítulo 6: Buscando Ajuda Profissional

Conclusão:

SOBRE O EDITOR

Georgenes Medeiros é brasileiro, formado em Administração de Empresas pela Faculdade Estácio de Sá. Ele iniciou na área de pesquisa para edição e publicação de conteúdo digital em 2018.

O autor utiliza inteligência artificial para estudar, traduzir e editar conteúdo digital para diferentes plataformas e redes sociais. Sem intenção de plágio ou cópia de conteúdo original. Para aqueles que estão interessados, estou disponível para assistência e trabalho autônomo em projetos. Quanto aos direitos autorais da edição, eles estão registrados nos órgãos competentes da região onde foram originados.

Introdução:

Vivemos em uma era digital em que a internet desempenha um papel fundamental em nossas vidas. No entanto, o uso excessivo e inadequado da internet pode ter impactos significativos em nossa saúde mental. Neste ebook, exploraremos a relação entre saúde mental e o mundo online, fornecendo 6 dicas valiosas para ajudar você a cuidar do seu bem-estar enquanto utiliza a internet.

Na era digital, a internet se ergue como um fio invisível que entrelaça nossas vidas em uma teia complexa de conexões. Ela tece a narrativa de nosso tempo, unindo continentes e corações com um toque de teclado. Através de suas fibras virtuais, a informação flui como um rio incessante, enchendo nossas mentes com o conhecimento do mundo.

A internet nos oferece um mundo de maravilhas e possibilidades. Ela nos conecta a pessoas que jamais imaginaríamos conhecer, permite que compartilhemos histórias e experiências, e nos dá acesso a uma vastidão de informações. Através dela, podemos aprender, crescer e expandir nossos horizontes de maneiras que antes eram inimagináveis.

No entanto, essa mesma ferramenta poderosa também lança sua sombra. Enquanto nos conecta virtualmente, muitas vezes nos desconecta do presente. O brilho das telas pode ofuscar a beleza das experiências do mundo real, nos afastando da riqueza sensorial que a vida offline nos oferece. A pressão constante para compartilhar momentos pode nos levar a valorizar a imagem mais do que a experiência em si.

À medida que nos envolvemos profundamente na internet, a linha entre o real e o virtual muitas vezes se torna borrada. A busca incessante por validação online pode criar um ciclo de busca constante por aprovação externa, minando nossa confiança interior. O fluxo contínuo de informações pode inundar nossas mentes com ansiedade, impedindo-nos de encontrar a calma.

No meio dessa dualidade, encontramos um desafio: equilibrar o potencial ilimitado da internet com o nosso bem-estar emocional. Precisamos navegar com cautela através das águas digitais, lembrando-nos de que somos seres humanos em busca de conexão genuína, e não apenas perfis online.

A chave reside em encontrar uma harmonia entre o mundo virtual e o mundo real, onde a internet seja uma ferramenta que aprimore nossas vidas, em vez de dominá-las.

À medida que a era digital se desenrola diante de nós, é importante lembrar que somos os capitães de nossas próprias jornadas. Podemos aproveitar os tesouros da internet enquanto protegemos nossa paz de espírito. Afinal, o verdadeiro valor da vida reside na experiência autêntica, nas conexões reais e nas emoções palpáveis que só podemos encontrar no mundo que está além das telas.

Capítulo 1: Os Desafios da Era Digital

Neste capítulo, abordaremos os desafios que a era digital apresenta para nossa saúde mental. Desde a pressão das redes sociais até a constante conexão online, discutiremos como esses fatores podem afetar nossa mente e emoções.

Viver na era digital trouxe consigo uma série de desafios que afetam diretamente nossa saúde mental. Esses desafios são resultado das mudanças rápidas e constantes que a tecnologia trouxe para nossas vidas, principalmente através da internet e das redes sociais. Abaixo, discutiremos alguns dos principais desafios enfrentados:

1. Pressão das Redes Sociais:
As redes sociais se tornaram uma parte integral da nossa vida online, permitindo-nos compartilhar momentos, opiniões e interagir com outros. No entanto, a busca por validação através de curtidas, comentários e seguidores pode criar uma pressão constante para manter uma imagem perfeita e uma vida aparentemente ideal. Isso pode levar a sentimentos de inadequação, ansiedade e até depressão.

2. Comparação Constante: A exposição constante às vidas aparentemente perfeitas de outras pessoas nas redes sociais pode levar à comparação e ao sentimento de que nossa própria vida não é tão boa quanto a dos outros. Essa comparação pode minar a autoestima e gerar sentimentos de insatisfação.

3. Sobrecarga de Informações:
A quantidade de informações disponíveis na internet é impressionante, mas também pode ser avassaladora. A constante exposição a notícias negativas, informações conflitantes e debates acalorados pode causar ansiedade e desgaste mental.

4. Dependência Tecnológica: A dependência excessiva de dispositivos eletrônicos e da internet pode levar a um distanciamento das interações sociais no mundo real. Isso pode resultar em isolamento, prejudicando nossa habilidade de estabelecer e manter relacionamentos significativos.

5. Falta de Privacidade: Com a facilidade de compartilhamento online, a privacidade tornou-se uma preocupação constante. O medo de que informações pessoais sejam expostas ou utilizadas de maneira inadequada pode gerar estresse e ansiedade.

6. FOMO (Fear of Missing Out - Medo de Estar Perdendo): A sensação de que estamos perdendo algo importante quando não estamos online o tempo todo pode levar à compulsão por verificar constantemente as redes sociais e estar sempre conectado. Isso pode ser cansativo e prejudicial para o nosso bem-estar.

7. Impacto nas Relações Pessoais: A comunicação virtual pode muitas vezes substituir as interações pessoais, afetando a qualidade das nossas relações. O vício em dispositivos eletrônicos pode fazer com que ignoremos as pessoas ao nosso redor e prejudiquemos a construção de conexões genuínas.

Em resumo, os desafios da era digital estão relacionados à pressão social, ao excesso de informações, à dependência tecnológica e ao impacto nas nossas relações. Reconhecer e lidar com esses desafios é fundamental para manter uma saúde mental equilibrada e garantir que a internet seja uma ferramenta positiva em nossas vidas.

Capítulo 2: Reconhecendo os Sinais de Alerta

É essencial saber reconhecer os sinais de alerta que indicam problemas de saúde mental relacionados ao uso da internet. Vamos explorar mudanças de comportamento, como isolamento social, irritabilidade e ansiedade, que podem indicar a necessidade de cuidar da sua saúde mental.

O uso excessivo e inadequado da internet pode ter um impacto negativo significativo na nossa saúde mental. É crucial estar atento aos sinais de alerta que indicam que nossa relação com a internet está prejudicando nosso bem-estar emocional. Aqui estão alguns sinais de alerta a serem observados:

1. Mudanças de Comportamento: Se você perceber mudanças bruscas no seu comportamento, como isolamento social repentino, aumento da irritabilidade, tristeza constante ou mudanças no padrão de sono, isso pode ser um sinal de que o uso da internet está afetando sua saúde mental.

2. Dificuldade de Desconectar: Sentir-se constantemente atraído para a tela do dispositivo, mesmo quando deveria estar fazendo outras atividades importantes ou interagindo com pessoas no mundo real, pode indicar uma dependência problemática da internet.

3. Queda no Desempenho Acadêmico ou Profissional: Se você notar uma queda acentuada no seu desempenho escolar ou no trabalho, isso pode estar relacionado ao uso excessivo da internet. Procrastinação online frequente pode ser um indicativo de problemas de saúde mental.

4. Isolamento Social: Se você está priorizando o tempo online em detrimento das interações presenciais com amigos e familiares, isso pode levar ao isolamento social, o que por sua vez pode afetar negativamente sua saúde mental.

5. Ansiedade e Depressão:
Sentimentos persistentes de
ansiedade, tristeza profunda,
desesperança ou falta de interesse
nas atividades que antes eram
prazerosas podem ser sinais de que
a internet está impactando
negativamente sua saúde mental.

6. Falta de Concentração:
Dificuldade em manter o foco em
tarefas importantes devido à
constante verificação de
notificações, navegação aleatória
na internet ou multitarefa excessiva
online pode indicar uma relação
problemática com a tecnologia.

7. Autoimagem e Autoestima Prejudicadas: Se o uso da internet está levando você a comparar constantemente sua vida e aparência com outras pessoas online, resultando em baixa autoestima e sentimentos de inadequação, isso pode ser um sinal preocupante.

8. Insatisfação Geral: Sentir-se cronicamente insatisfeito com sua própria vida, frequentemente em comparação com a vida de outras pessoas online, pode ser um indicativo de que o uso da internet está prejudicando sua perspectiva e felicidade geral.

Reconhecer esses sinais de alerta é
o primeiro passo para tomar
medidas para proteger sua saúde
mental. Se você perceber que está
enfrentando alguns desses sinais, é
importante buscar apoio, conversar
com amigos, familiares ou
profissionais de saúde mental, e
considerar ajustar seu
relacionamento com a internet para
garantir que esteja cuidando bem
de si mesmo.

Capítulo 3: Estabelecendo Limites Saudáveis

Estabelecer limites é crucial para preservar sua saúde mental. Neste capítulo, discutiremos a importância de definir horários para o uso da internet, desconectar-se regularmente e estabelecer limites claros para o tempo gasto em atividades online.

Viver na era digital significa estar constantemente conectado e exposto a uma infinidade de estímulos online. No entanto, estabelecer limites é fundamental para manter sua saúde mental em equilíbrio. Aqui estão algumas razões pelas quais estabelecer limites é tão crucial:

1. Prevenção da Sobrecarga: O acesso ilimitado à internet pode levar a uma sobrecarga de informações e estímulos.

Definir limites para o tempo gasto online ajuda a evitar a sensação de estar constantemente bombardeado por informações, o que pode gerar ansiedade e estresse.

2. Tempo para Atividades Importantes: Estabelecer limites permite que você reserve tempo para atividades que são importantes para sua saúde mental, como exercícios físicos, leitura, meditação ou passar tempo com entes queridos. Isso ajuda a manter um equilíbrio saudável entre as atividades online e offline.

3. Melhora na Qualidade do Sono: A exposição excessiva à luz azul emitida por dispositivos eletrônicos pode interferir na qualidade do sono. Ao estabelecer limites para o uso de dispositivos antes de dormir, você pode melhorar seu sono e, consequentemente, sua saúde mental.

4. Foco e Produtividade: Definir horários específicos para o uso da internet ajuda a melhorar o foco e a produtividade em tarefas importantes. Ao evitar distrações constantes, você poderá realizar suas atividades com mais eficiência e sentir um senso de realização.

5. Preservação de Relações Pessoais: Estabelecer limites também é essencial para manter relacionamentos saudáveis. Ao reservar tempo para interações pessoais e presenciais, você fortalece seus laços sociais e emocionais, o que é vital para sua saúde mental.

6. Diminuição do Estresse: O uso excessivo da internet pode aumentar os níveis de estresse, especialmente quando há uma constante pressão para estar sempre disponível online. Estabelecer limites ajuda a reduzir o estresse relacionado ao tempo gasto em atividades online.

7. Autocontrole e Autodisciplina:
Ao estabelecer limites, você desenvolve habilidades importantes de autocontrole e autodisciplina. Isso pode se estender para outras áreas da sua vida, contribuindo para uma sensação de empoderamento e bem-estar geral.

Em resumo, estabelecer limites saudáveis para o uso da internet é essencial para proteger sua saúde mental. Isso permite que você esteja no controle da sua relação com a tecnologia, evitando seus efeitos negativos enquanto aproveita seus benefícios. Lembre-se de que o equilíbrio é fundamental para uma vida digital saudável.

Capítulo 4: Cultivando Relações Significativas

As redes sociais podem nos conectar, mas também podem nos deixar com uma sensação de isolamento. Abordaremos como construir relacionamentos significativos tanto online quanto offline para fortalecer sua rede de apoio e melhorar sua saúde mental.

Em um mundo cada vez mais conectado digitalmente, a construção de relacionamentos significativos é crucial tanto no ambiente online quanto no offline. Esses relacionamentos fornecem suporte emocional, conexões sociais e um senso de pertencimento. Aqui está a importância de cultivar esses laços em ambos os contextos:

1. Relacionamentos Online:

Construir relacionamentos online oferece a oportunidade de se conectar com pessoas de diferentes partes do mundo e compartilhar interesses comuns. Esses relacionamentos podem ser enriquecedores, permitindo trocas de ideias, aprendizado e apoio emocional.

Ampliação das Redes Sociais:
As redes sociais proporcionam uma plataforma para se conectar com amigos, familiares e até mesmo conhecer novas pessoas com interesses similares. Isso pode expandir sua rede social e introduzir perspectivas diversas.

Apoio em Comunidades Online:
Grupos e fóruns online dedicados a
tópicos específicos oferecem um
ambiente onde você pode encontrar
apoio e conselhos de pessoas que
compartilham seus interesses ou
desafios.

2. Relacionamentos Offline:

Os relacionamentos no mundo
offline são fundamentais para
desenvolver conexões profundas e
autênticas. Eles são construídos em
interações presenciais,
comunicação verbal e contato
humano direto.

**Interações Emocionais
Profundas:** Relações face a face
permitem expressar emoções e
criar conexões genuínas que vão
além do que é possível em
interações online.

Construção de Confiança: A convivência direta com amigos, familiares e colegas no mundo real contribui para a construção de confiança, essencial para a formação de relacionamentos duradouros.

Compartilhamento de Experiências: Participar de atividades offline, como encontros sociais, eventos culturais e esportivos, proporciona experiências compartilhadas que fortalecem os laços.

3. Equilíbrio Entre Online e Offline:

Encontrar o equilíbrio entre relacionamentos online e offline é essencial para um bem-estar saudável. Ambos os tipos de relacamentos têm seu próprio valor e contribuem para diferentes aspectos da sua vida.

Complementaridade:
Relacionamentos online podem
complementar os offline,
proporcionando novas perspectivas
e oportunidades de conexão.

Tempo de Qualidade: Ao
reservar tempo para interações
pessoais offline, você cria
momentos significativos que não
podem ser replicados online.

Conscientização e Limites:
Mantenha-se consciente da
necessidade de limitar o tempo
gasto online para garantir que você
esteja aproveitando plenamente as
interações offline.

Construir relacionamentos significativos tanto online quanto offline é fundamental para sua saúde mental e bem-estar emocional. Cada tipo de relacionamento oferece benefícios únicos, e encontrar um equilíbrio saudável entre esses dois mundos ajuda a garantir que você esteja conectado de maneira autêntica e enriquecedora.

Capítulo 5: Praticando o Autocuidado Digital

O autocuidado digital envolve adotar práticas que promovam o bem-estar online. Vamos explorar técnicas de mindfulness, pausas regulares e a importância de consumir conteúdo positivo para manter uma mentalidade saudável.

O autocuidado digital refere-se a práticas conscientes e saudáveis que adotamos ao interagir com o mundo online, visando proteger nossa saúde mental e emocional. No cenário digital atual, em que estamos constantemente conectados e expostos a uma variedade de estímulos, o autocuidado digital se tornou fundamental para preservar nosso bem-estar. Aqui estão alguns aspectos-chave do autocuidado digital:

1. Consciência do Tempo Gasto Online: Ter consciência do tempo que você gasta online é o primeiro passo para o autocuidado digital. Isso envolve monitorar quanto tempo você dedica a atividades online e avaliar se isso está afetando outras áreas da sua vida.

2. Pausas Regulares: Tirar pausas regulares durante o uso da internet é crucial para evitar a fadiga e a sobrecarga. Estabeleça intervalos em que você desconecta completamente, permitindo que sua mente descanse e se recupere.

3. Consumo Consciente de Conteúdo: Selecione cuidadosamente o tipo de conteúdo que você consome online. Evite exposição excessiva a notícias negativas ou conteúdo tóxico. Opte por informações que enriqueçam sua mente e inspirem positividade.

4. Práticas de Mindfulness:
Aplique práticas de mindfulness ao navegar na internet. Isso envolve estar consciente do seu estado mental e emocional enquanto você interage online. Preste atenção aos seus pensamentos e emoções e tome medidas para evitar a distração excessiva.

5. Definir Limites Claros:
Estabeleça limites claros para o uso da internet. Isso inclui definir horários específicos para verificar e-mails, redes sociais e outras atividades online. Evite o hábito de verificar constantemente os dispositivos.

6. Desconexão Antes de Dormir:
Evite o uso de dispositivos eletrônicos pelo menos uma hora antes de dormir. A luz azul emitida por telas pode afetar seu ciclo de sono, prejudicando sua qualidade de descanso.

7. Definir Prioridades: Avalie quais atividades online são realmente importantes e priorize-as. Evite a sensação de estar sempre ligado a todas as plataformas e aplicativos.

8. Cuidado com a Comparação Social: Lembre-se de que a vida online muitas vezes apresenta versões idealizadas da realidade. Evite comparar sua vida com o que é compartilhado nas redes sociais.

9. Buscar Inspiração Positiva: Procure conteúdo online que seja inspirador, educativo e motivador. Siga perfis e páginas que promovam a positividade e o crescimento pessoal.

10. Estabelecer Limites de Dispositivos: Defina limites de tempo para o uso de dispositivos eletrônicos, especialmente para atividades não essenciais. Use aplicativos e configurações que o ajudem a monitorar e limitar o tempo gasto em aplicativos específicos.

O autocuidado digital é uma abordagem proativa para lidar com os desafios da era digital. Ao adotar essas práticas, você pode aproveitar os benefícios da tecnologia enquanto protege sua saúde mental e emocional. Lembre-se de que o equilíbrio é fundamental, e o autocuidado digital é uma ferramenta poderosa para alcançá-lo.

Capítulo 6: Buscando Ajuda Profissional

Se você estiver enfrentando desafios significativos de saúde mental, é importante buscar ajuda profissional. Abordaremos como identificar quando é o momento de procurar um profissional de saúde mental e como a terapia pode ser benéfica.

Enfrentar desafios significativos de saúde mental é uma jornada complexa e muitas vezes desafiadora, que envolve lidar com questões emocionais, psicológicas e comportamentais que afetam negativamente o bem-estar mental de uma pessoa. Esses desafios podem variar em gravidade e natureza, abrangendo uma ampla gama de condições de saúde mental. Aqui estão alguns pontos essenciais sobre como enfrentar esses desafios:

1. Reconhecimento e Aceitação:
O primeiro passo é reconhecer que você está enfrentando desafios de saúde mental e aceitar que isso faz parte da sua jornada. A negação ou o estigma em torno da saúde mental podem atrasar o processo de busca por ajuda.

2. Busca de Ajuda Profissional:
Em muitos casos, enfrentar desafios significativos de saúde mental requer a intervenção de profissionais de saúde mental, como psicólogos, psiquiatras, terapeutas e conselheiros. Esses especialistas estão treinados para fornecer orientação, diagnóstico e tratamento adequado.

3. Terapia e Tratamento: A terapia é uma abordagem crucial para abordar os desafios de saúde mental. Diferentes tipos de terapia, como terapia cognitivo-comportamental, terapia de conversa ou terapia de grupo, podem ser recomendados com base nas necessidades individuais.

4. Uso de Medicamentos: Em alguns casos, o uso de medicamentos prescritos por um psiquiatra pode ser necessário para gerenciar sintomas graves de saúde mental, como depressão, ansiedade ou transtorno bipolar. É importante seguir as orientações médicas rigorosamente.

5. Rede de Apoio: Ter uma rede de apoio composta por amigos, familiares e entes queridos é fundamental. Essas pessoas podem oferecer suporte emocional, compreensão e encorajamento ao longo do processo de enfrentamento.

6. Autocuidado Contínuo: A prática constante de autocuidado, incluindo exercícios físicos, alimentação saudável, sono adequado e técnicas de relaxamento, pode ajudar a fortalecer sua resiliência emocional.

7. Educação sobre Saúde Mental: Entender sua condição de saúde mental, seus sintomas e tratamentos possíveis é fundamental. A educação ajuda a desmistificar a saúde mental e a tomar decisões informadas sobre seu bem-estar.

8. Paciência e Persistência:
Enfrentar desafios significativos de
saúde mental é um processo
contínuo que exige paciência e
persistência. A melhora pode ser
gradual e variar de pessoa para
pessoa.

9. Evitar Isolamento: Manter-se
conectado com outras pessoas e
evitar o isolamento social é crucial.
Isolar-se pode agravar os sintomas
e dificultar a busca por ajuda.

10. Definir Metas Pequenas:
Estabelecer metas realistas e
alcançáveis pode ajudar a promover
um senso de realização e progresso
ao longo da jornada de
recuperação.

Enfrentar desafios significativos de saúde mental é um passo corajoso em direção ao seu próprio bem-estar. Lembre-se de que você não está sozinho nessa jornada e que há apoio disponível para ajudá-lo a superar as dificuldades e a construir uma vida mais saudável e equilibrada.

Conclusão:

A internet é uma ferramenta poderosa que pode afetar nossa saúde mental de várias maneiras. Ao adotar as dicas apresentadas neste ebook, você estará melhor preparado para enfrentar os desafios da era digital enquanto cuida ativamente da sua saúde mental. Lembre-se de que o equilíbrio entre o mundo online e o cuidado pessoal é essencial para viver uma vida plena e saudável.

A internet é um mundo fascinante e dinâmico, que se estende diante de nós como um vasto oceano de possibilidades. Uma ferramenta que, embora traga inúmeras vantagens e facilidades, também exerce um poder profundo sobre nossa saúde mental.

Seus raios de conexão alcançam nossos corações e mentes, moldando nossa percepção do mundo e de nós mesmos.

Através das redes sociais, encontramos amigos, compartilhamos momentos e mantemos vínculos mesmo à distância. Mas, sob o véu de curtidas e comentários, também se escondem armadilhas sutis de comparação, alimentando sementes de auto-dúvida e ansiedade. A busca por validação virtual muitas vezes nos afasta da verdadeira conexão humana, semeando a solidão em meio a uma multidão digital.

A torrente de informações que a internet oferece, embora seja um banquete de conhecimento, pode sobrecarregar nossas mentes com notícias impactantes, opiniões conflitantes e debates incessantes.

A exposição constante à negatividade pode criar uma névoa de desespero, obscurecendo nossa visão do belo e positivo que existe no mundo.

As fronteiras do tempo desaparecem quando estamos online. O vício na tela pode nos envolver em um abraço digital constante, desfocando as linhas entre trabalho e lazer, dia e noite. Essa conexão incessante, embora seja uma bênção para a informação imediata, também pode ser uma maldição para nossa paz interior e descanso.

Mas, assim como as ondas da internet podem balançar nossa embarcação emocional, também podemos aprender a navegar com sabedoria.

Podemos escolher conscientemente
o que consumimos online,
selecionando nutrientes emocionais
em vez de toxinas virtuais.
Podemos definir limites para
proteger nossa atenção e nossa
paz interior, permitindo-nos
desconectar para reconectar com o
presente.

A internet é, sem dúvida, uma
espada de dois gumes. Se
soubermos manejar suas lâminas
com delicadeza e discernimento,
ela pode se tornar uma aliada
poderosa em nossa jornada pela
saúde mental. Cabe a cada um de
nós cultivar uma relação saudável
com essa ferramenta, lembrando
que, no centro de tudo, nossa
saúde mental é uma joia preciosa
que merece ser protegida e nutrida
com amor e cuidado.

Saúde Mental e Internet: 6 Dicas para Você se Cuidar

Editing: Georgenes Medeiros

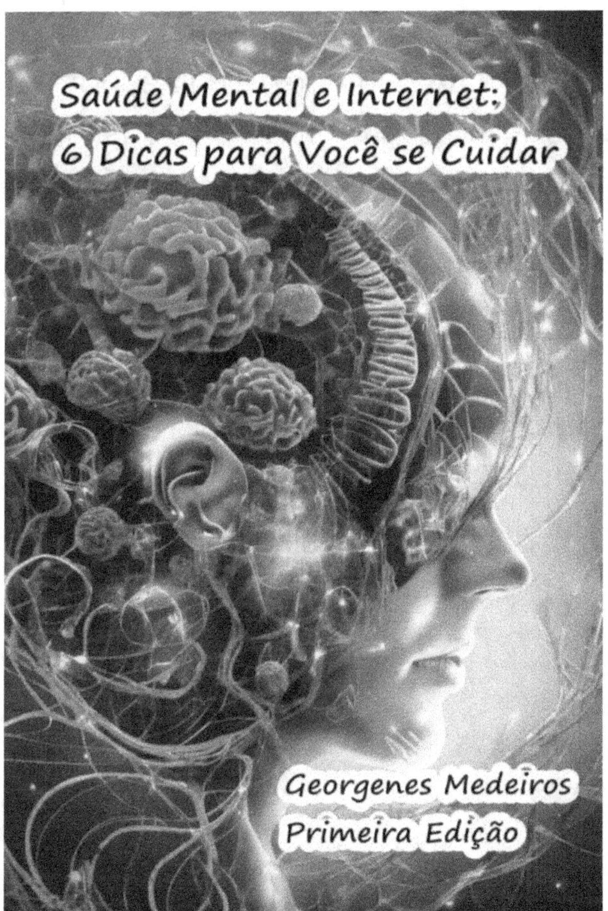

Saúde Mental e Internet:
6 Dicas para Você se Cuidar
Georgenes Medeiros
Primeira Edição

Saúde Mental e Internet: 6 Dicas para Você se Cuidar

www.ingramcontent.com/pod-product-compliance
Lightning Source LLC
Chambersburg PA
CBHW070736260726